MW01593037

EXAMPLE OF HOW TO USE JOURNAL ENTRIES

Use AM and PM for Readings upon waking in the morning and at bedtime

MON _6_ / _10_ / _18_	AM: _88_	PM: _115_

B: Oatmeal with Skim Milk @9a	B: 92	A: 131
L: Turkey Sandwich on Wheat Bread @1p	B: 101	A: 140
D: Meatloaf with carrots @6:30p	B: 110	A: 170
NOTES Took 30 min Walk - Apple for Snack at 3pm		

Breakfast, Lunch and Dinner Tracking

Keep track of activity levels, snacks, water intake or any other health related notes

MON ___ / ___ / ___	AM:	PM:	
B:		B:	A:
L:		B:	A:
D:		B:	A:
NOTES			

TUE ___ / ___ / ___	AM:	PM:	
B:		B:	A:
L:		B:	A:
D:		B:	A:
NOTES			

WED ___ / ___ / ___	AM:	PM:	
B:		B:	A:
L:		B:	A:
D:		B:	A:
NOTES			

THU ___ / ___ / ___	AM:	PM:	
B:		B:	A:
L:		B:	A:
D:		B:	A:
NOTES			

FRI ___ / ___ / ___	AM:		PM:	
B:		B:	A:	
L:		B:	A:	
D:		B:	A:	
NOTES				

SAT ___ / ___ / ___	AM:		PM:	
B:		B:	A:	
L:		B:	A:	
D:		B:	A:	
NOTES				

SUN ___ / ___ / ___	AM:		PM:	
B:		B:	A:	
L:		B:	A:	
D:		B:	A:	
NOTES				

NOTES FOR THIS WEEK:

MON ___ / ___ / ___	AM:		PM:
B:		B:	A:
L:		B:	A:
D:		B:	A:
NOTES			

TUE ___ / ___ / ___	AM:		PM:
B:		B:	A:
L:		B:	A:
D:		B:	A:
NOTES			

WED ___ / ___ / ___	AM:		PM:
B:		B:	A:
L:		B:	A:
D:		B:	A:
NOTES			

THU ___ / ___ / ___	AM:		PM:
B:		B:	A:
L:		B:	A:
D:		B:	A:
NOTES			

FRI ___ / ___ / ___	AM:		PM:	
B:		B:	A:	
L:		B:	A:	
D:		B:	A:	
NOTES				

SAT ___ / ___ / ___	AM:		PM:	
B:		B:	A:	
L:		B:	A:	
D:		B:	A:	
NOTES				

SUN ___ / ___ / ___	AM:		PM:	
B:		B:	A:	
L:		B:	A:	
D:		B:	A:	
NOTES				

NOTES FOR THIS WEEK:

MON ___ / ___ / ___	AM:		PM:	
B:		B:	A:	
L:		B:	A:	
D:		B:	A:	
NOTES				

TUE ___ / ___ / ___	AM:		PM:	
B:		B:	A:	
L:		B:	A:	
D:		B:	A:	
NOTES				

WED ___ / ___ / ___	AM:		PM:	
B:		B:	A:	
L:		B:	A:	
D:		B:	A:	
NOTES				

THU ___ / ___ / ___	AM:		PM:	
B:		B:	A:	
L:		B:	A:	
D:		B:	A:	
NOTES				

FRI ___ / ___ / ___	AM:	PM:	
B:		B:	A:
L:		B:	A:
D:		B:	A:
NOTES			

SAT ___ / ___ / ___	AM:	PM:	
B:		B:	A:
L:		B:	A:
D:		B:	A:
NOTES			

SUN ___ / ___ / ___	AM:	PM:	
B:		B:	A:
L:		B:	A:
D:		B:	A:
NOTES			

NOTES FOR THIS WEEK:

MON ___/___/___	AM:		PM:	
B:		B:	A:	
L:		B:	A:	
D:		B:	A:	
NOTES				

TUE ___/___/___	AM:		PM:	
B:		B:	A:	
L:		B:	A:	
D:		B:	A:	
NOTES				

WED ___/___/___	AM:		PM:	
B:		B:	A:	
L:		B:	A:	
D:		B:	A:	
NOTES				

THU ___/___/___	AM:		PM:	
B:		B:	A:	
L:		B:	A:	
D:		B:	A:	
NOTES				

FRI ___ / ___ / ___	AM:		PM:	
B:		B:	A:	
L:		B:	A:	
D:		B:	A:	
NOTES				

SAT ___ / ___ / ___	AM:		PM:	
B:		B:	A:	
L:		B:	A:	
D:		B:	A:	
NOTES				

SUN ___ / ___ / ___	AM:		PM:	
B:		B:	A:	
L:		B:	A:	
D:		B:	A:	
NOTES				

NOTES FOR THIS WEEK:

MON ___ / ___ / ___	AM:		PM:	
B:			B:	A:
L:			B:	A:
D:			B:	A:
NOTES				

TUE ___ / ___ / ___	AM:		PM:	
B:			B:	A:
L:			B:	A:
D:			B:	A:
NOTES				

WED ___ / ___ / ___	AM:		PM:	
B:			B:	A:
L:			B:	A:
D:			B:	A:
NOTES				

THU ___ / ___ / ___	AM:		PM:	
B:			B:	A:
L:			B:	A:
D:			B:	A:
NOTES				

FRI ___ / ___ / ___	AM:	PM:	
B:		B:	A:
L:		B:	A:
D:		B:	A:
NOTES			

SAT ___ / ___ / ___	AM:	PM:	
B:		B:	A:
L:		B:	A:
D:		B:	A:
NOTES			

SUN ___ / ___ / ___	AM:	PM:	
B:		B:	A:
L:		B:	A:
D:		B:	A:
NOTES			

NOTES FOR THIS WEEK:

MON ___ / ___ / ___	AM:		PM:	
B:		B:	A:
L:		B:	A:
D:		B:	A:
NOTES			

TUE ___ / ___ / ___	AM:		PM:	
B:		B:	A:
L:		B:	A:
D:		B:	A:
NOTES			

WED ___ / ___ / ___	AM:		PM:	
B:		B:	A:
L:		B:	A:
D:		B:	A:
NOTES			

THU ___ / ___ / ___	AM:		PM:	
B:		B:	A:
L:		B:	A:
D:		B:	A:
NOTES			

FRI ___ / ___ / ___	AM:		PM:	
B:		B:	A:	
L:		B:	A:	
D:		B:	A:	
NOTES				

SAT ___ / ___ / ___	AM:		PM:	
B:		B:	A:	
L:		B:	A:	
D:		B:	A:	
NOTES				

SUN ___ / ___ / ___	AM:		PM:	
B:		B:	A:	
L:		B:	A:	
D:		B:	A:	
NOTES				

NOTES FOR THIS WEEK:

MON ___ / ___ / ___	AM:		PM:	
B:		B:	A:
L:		B:	A:
D:		B:	A:
NOTES			

TUE ___ / ___ / ___	AM:		PM:	
B:		B:	A:
L:		B:	A:
D:		B:	A:
NOTES			

WED ___ / ___ / ___	AM:		PM:	
B:		B:	A:
L:		B:	A:
D:		B:	A:
NOTES			

THU ___ / ___ / ___	AM:		PM:	
B:		B:	A:
L:		B:	A:
D:		B:	A:
NOTES			

FRI ___ / ___ / ___	AM:		PM:	
B:		B:		A:
L:		B:		A:
D:		B:		A:
NOTES				

SAT ___ / ___ / ___	AM:		PM:	
B:		B:		A:
L:		B:		A:
D:		B:		A:
NOTES				

SUN ___ / ___ / ___	AM:		PM:	
B:		B:		A:
L:		B:		A:
D:		B:		A:
NOTES				

NOTES FOR THIS WEEK:

MON ___ / ___ / ___	AM:		PM:	
B:			B:	A:
L:			B:	A:
D:			B:	A:
NOTES				

TUE ___ / ___ / ___	AM:		PM:	
B:			B:	A:
L:			B:	A:
D:			B:	A:
NOTES				

WED ___ / ___ / ___	AM:		PM:	
B:			B:	A:
L:			B:	A:
D:			B:	A:
NOTES				

THU ___ / ___ / ___	AM:		PM:	
B:			B:	A:
L:			B:	A:
D:			B:	A:
NOTES				

FRI ___ / ___ / ___	AM:		PM:	
B:		B:		A:
L:		B:		A:
D:		B:		A:
NOTES				

SAT ___ / ___ / ___	AM:		PM:	
B:		B:		A:
L:		B:		A:
D:		B:		A:
NOTES				

SUN ___ / ___ / ___	AM:		PM:	
B:		B:		A:
L:		B:		A:
D:		B:		A:
NOTES				

NOTES FOR THIS WEEK:

MON ___ / ___ / ___	AM:		PM:	
B:		B:	A:	
L:		B:	A:	
D:		B:	A:	
NOTES				

TUE ___ / ___ / ___	AM:		PM:	
B:		B:	A:	
L:		B:	A:	
D:		B:	A:	
NOTES				

WED ___ / ___ / ___	AM:		PM:	
B:		B:	A:	
L:		B:	A:	
D:		B:	A:	
NOTES				

THU ___ / ___ / ___	AM:		PM:	
B:		B:	A:	
L:		B:	A:	
D:		B:	A:	
NOTES				

FRI ___ / ___ / ___	AM:		PM:	
B:		B:		A:
L:		B:		A:
D:		B:		A:
NOTES				

SAT ___ / ___ / ___	AM:		PM:	
B:		B:		A:
L:		B:		A:
D:		B:		A:
NOTES				

SUN ___ / ___ / ___	AM:		PM:	
B:		B:		A:
L:		B:		A:
D:		B:		A:
NOTES				

NOTES FOR THIS WEEK:

MON ___ / ___ / ___	AM:		PM:	
B:		B:	A:
L:		B:	A:
D:		B:	A:
NOTES				

TUE ___ / ___ / ___	AM:		PM:	
B:		B:	A:
L:		B:	A:
D:		B:	A:
NOTES				

WED ___ / ___ / ___	AM:		PM:	
B:		B:	A:
L:		B:	A:
D:		B:	A:
NOTES				

THU ___ / ___ / ___	AM:		PM:	
B:		B:	A:
L:		B:	A:
D:		B:	A:
NOTES				

FRI ___ / ___ / ___	AM:		PM:	
B:		B:		A:
L:		B:		A:
D:		B:		A:
NOTES				

SAT ___ / ___ / ___	AM:		PM:	
B:		B:		A:
L:		B:		A:
D:		B:		A:
NOTES				

SUN ___ / ___ / ___	AM:		PM:	
B:		B:		A:
L:		B:		A:
D:		B:		A:
NOTES				

NOTES FOR THIS WEEK:

MON ___ / ___ / ___	AM:		PM:	
B:		B:		A:
L:		B:		A:
D:		B:		A:
NOTES				

TUE ___ / ___ / ___	AM:		PM:	
B:		B:		A:
L:		B:		A:
D:		B:		A:
NOTES				

WED ___ / ___ / ___	AM:		PM:	
B:		B:		A:
L:		B:		A:
D:		B:		A:
NOTES				

THU ___ / ___ / ___	AM:		PM:	
B:		B:		A:
L:		B:		A:
D:		B:		A:
NOTES				

FRI ___ / ___ / ___	AM:		PM:	
B:		B:		A:
L:		B:		A:
D:		B:		A:
NOTES				

SAT ___ / ___ / ___	AM:		PM:	
B:		B:		A:
L:		B:		A:
D:		B:		A:
NOTES				

SUN ___ / ___ / ___	AM:		PM:	
B:		B:		A:
L:		B:		A:
D:		B:		A:
NOTES				

NOTES FOR THIS WEEK:

MON ___ / ___ / ___	AM:		PM:	
B:		B:		A:
L:		B:		A:
D:		B:		A:
NOTES				

TUE ___ / ___ / ___	AM:		PM:	
B:		B:		A:
L:		B:		A:
D:		B:		A:
NOTES				

WED ___ / ___ / ___	AM:		PM:	
B:		B:		A:
L:		B:		A:
D:		B:		A:
NOTES				

THU ___ / ___ / ___	AM:		PM:	
B:		B:		A:
L:		B:		A:
D:		B:		A:
NOTES				

FRI ___ / ___ / ___	AM:		PM:	
B:		B:	A:	
L:		B:	A:	
D:		B:	A:	
NOTES				

SAT ___ / ___ / ___	AM:		PM:	
B:		B:	A:	
L:		B:	A:	
D:		B:	A:	
NOTES				

SUN ___ / ___ / ___	AM:		PM:	
B:		B:	A:	
L:		B:	A:	
D:		B:	A:	
NOTES				

NOTES FOR THIS WEEK:

MON ___ / ___ / ___	AM:		PM:
B:		B:	A:
L:		B:	A:
D:		B:	A:
NOTES			

TUE ___ / ___ / ___	AM:		PM:
B:		B:	A:
L:		B:	A:
D:		B:	A:
NOTES			

WED ___ / ___ / ___	AM:		PM:
B:		B:	A:
L:		B:	A:
D:		B:	A:
NOTES			

THU ___ / ___ / ___	AM:		PM:
B:		B:	A:
L:		B:	A:
D:		B:	A:
NOTES			

FRI ___ / ___ / ___	AM:		PM:	
B:		B:		A:
L:		B:		A:
D:		B:		A:
NOTES				

SAT ___ / ___ / ___	AM:		PM:	
B:		B:		A:
L:		B:		A:
D:		B:		A:
NOTES				

SUN ___ / ___ / ___	AM:		PM:	
B:		B:		A:
L:		B:		A:
D:		B:		A:
NOTES				

NOTES FOR THIS WEEK:

MON ___ / ___ / ___	AM:		PM:	
B:		B:	A:	
L:		B:	A:	
D:		B:	A:	
NOTES				

TUE ___ / ___ / ___	AM:		PM:	
B:		B:	A:	
L:		B:	A:	
D:		B:	A:	
NOTES				

WED ___ / ___ / ___	AM:		PM:	
B:		B:	A:	
L:		B:	A:	
D:		B:	A:	
NOTES				

THU ___ / ___ / ___	AM:		PM:	
B:		B:	A:	
L:		B:	A:	
D:		B:	A:	
NOTES				

FRI ___ / ___ / ___	AM:		PM:	
B:		B:	A:	
L:		B:	A:	
D:		B:	A:	
NOTES				

SAT ___ / ___ / ___	AM:		PM:	
B:		B:	A:	
L:		B:	A:	
D:		B:	A:	
NOTES				

SUN ___ / ___ / ___	AM:		PM:	
B:		B:	A:	
L:		B:	A:	
D:		B:	A:	
NOTES				

NOTES FOR THIS WEEK:

MON ___ / ___ / ___	AM:		PM:	
B:		B:	A:	
L:		B:	A:	
D:		B:	A:	
NOTES				

TUE ___ / ___ / ___	AM:		PM:	
B:		B:	A:	
L:		B:	A:	
D:		B:	A:	
NOTES				

WED ___ / ___ / ___	AM:		PM:	
B:		B:	A:	
L:		B:	A:	
D:		B:	A:	
NOTES				

THU ___ / ___ / ___	AM:		PM:	
B:		B:	A:	
L:		B:	A:	
D:		B:	A:	
NOTES				

FRI ___ / ___ / ___	AM:	PM:	
B:		B:	A:
L:		B:	A:
D:		B:	A:
NOTES			

SAT ___ / ___ / ___	AM:	PM:	
B:		B:	A:
L:		B:	A:
D:		B:	A:
NOTES			

SUN ___ / ___ / ___	AM:	PM:	
B:		B:	A:
L:		B:	A:
D:		B:	A:
NOTES			

NOTES FOR THIS WEEK:

MON ___ / ___ / ___	AM:		PM:	
B:		B:		A:
L:		B:		A:
D:		B:		A:
NOTES				

TUE ___ / ___ / ___	AM:		PM:	
B:		B:		A:
L:		B:		A:
D:		B:		A:
NOTES				

WED ___ / ___ / ___	AM:		PM:	
B:		B:		A:
L:		B:		A:
D:		B:		A:
NOTES				

THU ___ / ___ / ___	AM:		PM:	
B:		B:		A:
L:		B:		A:
D:		B:		A:
NOTES				

FRI ___/___/___	AM:		PM:	
B:		B:		A:
L:		B:		A:
D:		B:		A:
NOTES				

SAT ___/___/___	AM:		PM:	
B:		B:		A:
L:		B:		A:
D:		B:		A:
NOTES				

SUN ___/___/___	AM:		PM:	
B:		B:		A:
L:		B:		A:
D:		B:		A:
NOTES				

NOTES FOR THIS WEEK:

MON ___ / ___ / ___	AM:		PM:	
B:		B:		A:
L:		B:		A:
D:		B:		A:
NOTES				

TUE ___ / ___ / ___	AM:		PM:	
B:		B:		A:
L:		B:		A:
D:		B:		A:
NOTES				

WED ___ / ___ / ___	AM:		PM:	
B:		B:		A:
L:		B:		A:
D:		B:		A:
NOTES				

THU ___ / ___ / ___	AM:		PM:	
B:		B:		A:
L:		B:		A:
D:		B:		A:
NOTES				

FRI ___ / ___ / ___	AM:	PM:	
B:		B:	A:
L:		B:	A:
D:		B:	A:
NOTES			

SAT ___ / ___ / ___	AM:	PM:	
B:		B:	A:
L:		B:	A:
D:		B:	A:
NOTES			

SUN ___ / ___ / ___	AM:	PM:	
B:		B:	A:
L:		B:	A:
D:		B:	A:
NOTES			

NOTES FOR THIS WEEK:

MON ___ / ___ / ___	AM:		PM:	
B:		B:	A:
L:		B:	A:
D:		B:	A:
NOTES				

TUE ___ / ___ / ___	AM:		PM:	
B:		B:	A:
L:		B:	A:
D:		B:	A:
NOTES				

WED ___ / ___ / ___	AM:		PM:	
B:		B:	A:
L:		B:	A:
D:		B:	A:
NOTES				

THU ___ / ___ / ___	AM:		PM:	
B:		B:	A:
L:		B:	A:
D:		B:	A:
NOTES				

FRI ___ / ___ / ___

AM:		PM:	
B:		B:	A:
L:		B:	A:
D:		B:	A:
NOTES			

SAT ___ / ___ / ___

AM:		PM:	
B:		B:	A:
L:		B:	A:
D:		B:	A:
NOTES			

SUN ___ / ___ / ___

AM:		PM:	
B:		B:	A:
L:		B:	A:
D:		B:	A:
NOTES			

NOTES FOR THIS WEEK:

MON ___/___/___	AM:		PM:
B:		B:	A:
L:		B:	A:
D:		B:	A:
NOTES			

TUE ___/___/___	AM:		PM:
B:		B:	A:
L:		B:	A:
D:		B:	A:
NOTES			

WED ___/___/___	AM:		PM:
B:		B:	A:
L:		B:	A:
D:		B:	A:
NOTES			

THU ___/___/___	AM:		PM:
B:		B:	A:
L:		B:	A:
D:		B:	A:
NOTES			

FRI ___ / ___ / ___	AM:		PM:	
B:		B:	A:	
L:		B:	A:	
D:		B:	A:	
NOTES				

SAT ___ / ___ / ___	AM:		PM:	
B:		B:	A:	
L:		B:	A:	
D:		B:	A:	
NOTES				

SUN ___ / ___ / ___	AM:		PM:	
B:		B:	A:	
L:		B:	A:	
D:		B:	A:	
NOTES				

NOTES FOR THIS WEEK:

MON ___/___/___	AM:		PM:	
B:		B:	A:	
L:		B:	A:	
D:		B:	A:	
NOTES				

TUE ___/___/___	AM:		PM:	
B:		B:	A:	
L:		B:	A:	
D:		B:	A:	
NOTES				

WED ___/___/___	AM:		PM:	
B:		B:	A:	
L:		B:	A:	
D:		B:	A:	
NOTES				

THU ___/___/___	AM:		PM:	
B:		B:	A:	
L:		B:	A:	
D:		B:	A:	
NOTES				

FRI ___ / ___ / ___	AM:		PM:
B:		B:	A:
L:		B:	A:
D:		B:	A:
NOTES			

SAT ___ / ___ / ___	AM:		PM:
B:		B:	A:
L:		B:	A:
D:		B:	A:
NOTES			

SUN ___ / ___ / ___	AM:		PM:
B:		B:	A:
L:		B:	A:
D:		B:	A:
NOTES			

NOTES FOR THIS WEEK:

MON ___ / ___ / ___	AM:	PM:	
B:		B:	A:
L:		B:	A:
D:		B:	A:
NOTES			

TUE ___ / ___ / ___	AM:	PM:	
B:		B:	A:
L:		B:	A:
D:		B:	A:
NOTES			

WED ___ / ___ / ___	AM:	PM:	
B:		B:	A:
L:		B:	A:
D:		B:	A:
NOTES			

THU ___ / ___ / ___	AM:	PM:	
B:		B:	A:
L:		B:	A:
D:		B:	A:
NOTES			

FRI ___ / ___ / ___	AM:		PM:	
B:		B:	A:	
L:		B:	A:	
D:		B:	A:	
NOTES				

SAT ___ / ___ / ___	AM:		PM:	
B:		B:	A:	
L:		B:	A:	
D:		B:	A:	
NOTES				

SUN ___ / ___ / ___	AM:		PM:	
B:		B:	A:	
L:		B:	A:	
D:		B:	A:	
NOTES				

NOTES FOR THIS WEEK:

MON ___ / ___ / ___	AM:		PM:	
B:		B:	A:	
L:		B:	A:	
D:		B:	A:	
NOTES				

TUE ___ / ___ / ___	AM:		PM:	
B:		B:	A:	
L:		B:	A:	
D:		B:	A:	
NOTES				

WED ___ / ___ / ___	AM:		PM:	
B:		B:	A:	
L:		B:	A:	
D:		B:	A:	
NOTES				

THU ___ / ___ / ___	AM:		PM:	
B:		B:	A:	
L:		B:	A:	
D:		B:	A:	
NOTES				

FRI ___ / ___ / ___	AM:		PM:	
B:		B:	A:	
L:		B:	A:	
D:		B:	A:	
NOTES				

SAT ___ / ___ / ___	AM:		PM:	
B:		B:	A:	
L:		B:	A:	
D:		B:	A:	
NOTES				

SUN ___ / ___ / ___	AM:		PM:	
B:		B:	A:	
L:		B:	A:	
D:		B:	A:	
NOTES				

NOTES FOR THIS WEEK:

MON ___ / ___ / ___	AM:		PM:	
B:		B:	A:
L:		B:	A:
D:		B:	A:
NOTES				

TUE ___ / ___ / ___	AM:		PM:	
B:		B:	A:
L:		B:	A:
D:		B:	A:
NOTES				

WED ___ / ___ / ___	AM:		PM:	
B:		B:	A:
L:		B:	A:
D:		B:	A:
NOTES				

THU ___ / ___ / ___	AM:		PM:	
B:		B:	A:
L:		B:	A:
D:		B:	A:
NOTES				

FRI ___ / ___ / ___	AM:		PM:	
B:		B:		A:
L:		B:		A:
D:		B:		A:
NOTES				

SAT ___ / ___ / ___	AM:		PM:	
B:		B:		A:
L:		B:		A:
D:		B:		A:
NOTES				

SUN ___ / ___ / ___	AM:		PM:	
B:		B:		A:
L:		B:		A:
D:		B:		A:
NOTES				

NOTES FOR THIS WEEK:

MON ___ / ___ / ___	AM:		PM:	
B:		B:		A:
L:		B:		A:
D:		B:		A:
NOTES				

TUE ___ / ___ / ___	AM:		PM:	
B:		B:		A:
L:		B:		A:
D:		B:		A:
NOTES				

WED ___ / ___ / ___	AM:		PM:	
B:		B:		A:
L:		B:		A:
D:		B:		A:
NOTES				

THU ___ / ___ / ___	AM:		PM:	
B:		B:		A:
L:		B:		A:
D:		B:		A:
NOTES				

FRI ___ / ___ / ___	AM:		PM:
B:		B:	A:
L:		B:	A:
D:		B:	A:
NOTES			

SAT ___ / ___ / ___	AM:		PM:
B:		B:	A:
L:		B:	A:
D:		B:	A:
NOTES			

SUN ___ / ___ / ___	AM:		PM:
B:		B:	A:
L:		B:	A:
D:		B:	A:
NOTES			

NOTES FOR THIS WEEK:

MON ___/___/___	AM:		PM:	
B:		B:		A:
L:		B:		A:
D:		B:		A:
NOTES				

TUE ___/___/___	AM:		PM:	
B:		B:		A:
L:		B:		A:
D:		B:		A:
NOTES				

WED ___/___/___	AM:		PM:	
B:		B:		A:
L:		B:		A:
D:		B:		A:
NOTES				

THU ___/___/___	AM:		PM:	
B:		B:		A:
L:		B:		A:
D:		B:		A:
NOTES				

FRI ___ / ___ / ___	AM:		PM:	
B:		B:	A:	
L:		B:	A:	
D:		B:	A:	
NOTES				

SAT ___ / ___ / ___	AM:		PM:	
B:		B:	A:	
L:		B:	A:	
D:		B:	A:	
NOTES				

SUN ___ / ___ / ___	AM:		PM:	
B:		B:	A:	
L:		B:	A:	
D:		B:	A:	
NOTES				

NOTES FOR THIS WEEK:

MON ___ / ___ / ___	AM:		PM:	
B:		B:	A:	
L:		B:	A:	
D:		B:	A:	
NOTES				

TUE ___ / ___ / ___	AM:		PM:	
B:		B:	A:	
L:		B:	A:	
D:		B:	A:	
NOTES				

WED ___ / ___ / ___	AM:		PM:	
B:		B:	A:	
L:		B:	A:	
D:		B:	A:	
NOTES				

THU ___ / ___ / ___	AM:		PM:	
B:		B:	A:	
L:		B:	A:	
D:		B:	A:	
NOTES				

FRI ___ / ___ / ___	AM:		PM:	
B:		B:	A:	
L:		B:	A:	
D:		B:	A:	
NOTES				

SAT ___ / ___ / ___	AM:		PM:	
B:		B:	A:	
L:		B:	A:	
D:		B:	A:	
NOTES				

SUN ___ / ___ / ___	AM:		PM:	
B:		B:	A:	
L:		B:	A:	
D:		B:	A:	
NOTES				

NOTES FOR THIS WEEK:

MON ___ / ___ / ___	AM:		PM:	
B:		B:	A:	
L:		B:	A:	
D:		B:	A:	
NOTES				

TUE ___ / ___ / ___	AM:		PM:	
B:		B:	A:	
L:		B:	A:	
D:		B:	A:	
NOTES				

WED ___ / ___ / ___	AM:		PM:	
B:		B:	A:	
L:		B:	A:	
D:		B:	A:	
NOTES				

THU ___ / ___ / ___	AM:		PM:	
B:		B:	A:	
L:		B:	A:	
D:		B:	A:	
NOTES				

FRI ___ / ___ / ___	AM:		PM:
B:		B:	A:
L:		B:	A:
D:		B:	A:
NOTES			

SAT ___ / ___ / ___	AM:		PM:
B:		B:	A:
L:		B:	A:
D:		B:	A:
NOTES			

SUN ___ / ___ / ___	AM:		PM:
B:		B:	A:
L:		B:	A:
D:		B:	A:
NOTES			

NOTES FOR THIS WEEK:

MON ___/___/___	AM:		PM:	
B:		B:	A:	
L:		B:	A:	
D:		B:	A:	
NOTES				

TUE ___/___/___	AM:		PM:	
B:		B:	A:	
L:		B:	A:	
D:		B:	A:	
NOTES				

WED ___/___/___	AM:		PM:	
B:		B:	A:	
L:		B:	A:	
D:		B:	A:	
NOTES				

THU ___/___/___	AM:		PM:	
B:		B:	A:	
L:		B:	A:	
D:		B:	A:	
NOTES				

FRI ____ / ____ / ____	AM:		PM:	
B:			B:	A:
L:			B:	A:
D:			B:	A:
NOTES				

SAT ____ / ____ / ____	AM:		PM:	
B:			B:	A:
L:			B:	A:
D:			B:	A:
NOTES				

SUN ____ / ____ / ____	AM:		PM:	
B:			B:	A:
L:			B:	A:
D:			B:	A:
NOTES				

NOTES FOR THIS WEEK:

MON ___/___/___	AM:		PM:	
B:		B:	A:	
L:		B:	A:	
D:		B:	A:	
NOTES				

TUE ___/___/___	AM:		PM:	
B:		B:	A:	
L:		B:	A:	
D:		B:	A:	
NOTES				

WED ___/___/___	AM:		PM:	
B:		B:	A:	
L:		B:	A:	
D:		B:	A:	
NOTES				

THU ___/___/___	AM:		PM:	
B:		B:	A:	
L:		B:	A:	
D:		B:	A:	
NOTES				

FRI ___ / ___ / ___	AM:		PM:	
B:		B:		A:
L:		B:		A:
D:		B:		A:
NOTES				

SAT ___ / ___ / ___	AM:		PM:	
B:		B:		A:
L:		B:		A:
D:		B:		A:
NOTES				

SUN ___ / ___ / ___	AM:		PM:	
B:		B:		A:
L:		B:		A:
D:		B:		A:
NOTES				

NOTES FOR THIS WEEK:

MON ___ / ___ / ___	AM:		PM:	
B:		B:	A:	
L:		B:	A:	
D:		B:	A:	
NOTES				

TUE ___ / ___ / ___	AM:		PM:	
B:		B:	A:	
L:		B:	A:	
D:		B:	A:	
NOTES				

WED ___ / ___ / ___	AM:		PM:	
B:		B:	A:	
L:		B:	A:	
D:		B:	A:	
NOTES				

THU ___ / ___ / ___	AM:		PM:	
B:		B:	A:	
L:		B:	A:	
D:		B:	A:	
NOTES				

FRI ___ / ___ / ___	AM:	PM:	
B:		B:	A:
L:		B:	A:
D:		B:	A:
NOTES			

SAT ___ / ___ / ___	AM:	PM:	
B:		B:	A:
L:		B:	A:
D:		B:	A:
NOTES			

SUN ___ / ___ / ___	AM:	PM:	
B:		B:	A:
L:		B:	A:
D:		B:	A:
NOTES			

NOTES FOR THIS WEEK:

MON ___ / ___ / ___	AM:		PM:	
B:			B:	A:
L:			B:	A:
D:			B:	A:
NOTES				

TUE ___ / ___ / ___	AM:		PM:	
B:			B:	A:
L:			B:	A:
D:			B:	A:
NOTES				

WED ___ / ___ / ___	AM:		PM:	
B:			B:	A:
L:			B:	A:
D:			B:	A:
NOTES				

THU ___ / ___ / ___	AM:		PM:	
B:			B:	A:
L:			B:	A:
D:			B:	A:
NOTES				

FRI ___ / ___ / ___	AM:		PM:	
B:		B:		A:
L:		B:		A:
D:		B:		A:
NOTES				

SAT ___ / ___ / ___	AM:		PM:	
B:		B:		A:
L:		B:		A:
D:		B:		A:
NOTES				

SUN ___ / ___ / ___	AM:		PM:	
B:		B:		A:
L:		B:		A:
D:		B:		A:
NOTES				

NOTES FOR THIS WEEK:

MON ___ / ___ / ___	AM:		PM:	
B:		B:	A:	
L:		B:	A:	
D:		B:	A:	
NOTES				

TUE ___ / ___ / ___	AM:		PM:	
B:		B:	A:	
L:		B:	A:	
D:		B:	A:	
NOTES				

WED ___ / ___ / ___	AM:		PM:	
B:		B:	A:	
L:		B:	A:	
D:		B:	A:	
NOTES				

THU ___ / ___ / ___	AM:		PM:	
B:		B:	A:	
L:		B:	A:	
D:		B:	A:	
NOTES				

FRI ___ / ___ / ___	AM:		PM:	
B:		B:	A:	
L:		B:	A:	
D:		B:	A:	
NOTES				

SAT ___ / ___ / ___	AM:		PM:	
B:		B:	A:	
L:		B:	A:	
D:		B:	A:	
NOTES				

SUN ___ / ___ / ___	AM:		PM:	
B:		B:	A:	
L:		B:	A:	
D:		B:	A:	
NOTES				

NOTES FOR THIS WEEK:

MON ___/___/___	AM:		PM:	
B:		B:		A:
L:		B:		A:
D:		B:		A:
NOTES				

TUE ___/___/___	AM:		PM:	
B:		B:		A:
L:		B:		A:
D:		B:		A:
NOTES				

WED ___/___/___	AM:		PM:	
B:		B:		A:
L:		B:		A:
D:		B:		A:
NOTES				

THU ___/___/___	AM:		PM:	
B:		B:		A:
L:		B:		A:
D:		B:		A:
NOTES				

FRI ___/___/___	AM:	PM:	
B:	B:	A:
L:	B:	A:
D:	B:	A:
NOTES		

SAT ___/___/___	AM:	PM:	
B:	B:	A:
L:	B:	A:
D:	B:	A:
NOTES		

SUN ___/___/___	AM:	PM:	
B:	B:	A:
L:	B:	A:
D:	B:	A:
NOTES		

NOTES FOR THIS WEEK:

MON ___/___/___	AM:		PM:	
B:		B:	A:	
L:		B:	A:	
D:		B:	A:	
NOTES				

TUE ___/___/___	AM:		PM:	
B:		B:	A:	
L:		B:	A:	
D:		B:	A:	
NOTES				

WED ___/___/___	AM:		PM:	
B:		B:	A:	
L:		B:	A:	
D:		B:	A:	
NOTES				

THU ___/___/___	AM:		PM:	
B:		B:	A:	
L:		B:	A:	
D:		B:	A:	
NOTES				

FRI ___ / ___ / ___	AM:	PM:	
B:		B:	A:
L:		B:	A:
D:		B:	A:
NOTES			

SAT ___ / ___ / ___	AM:	PM:	
B:		B:	A:
L:		B:	A:
D:		B:	A:
NOTES			

SUN ___ / ___ / ___	AM:	PM:	
B:		B:	A:
L:		B:	A:
D:		B:	A:
NOTES			

NOTES FOR THIS WEEK:

MON ___ / ___ / ___	AM:		PM:	
B:		B:		A:
L:		B:		A:
D:		B:		A:
NOTES				

TUE ___ / ___ / ___	AM:		PM:	
B:		B:		A:
L:		B:		A:
D:		B:		A:
NOTES				

WED ___ / ___ / ___	AM:		PM:	
B:		B:		A:
L:		B:		A:
D:		B:		A:
NOTES				

THU ___ / ___ / ___	AM:		PM:	
B:		B:		A:
L:		B:		A:
D:		B:		A:
NOTES				

FRI ___ / ___ / ___	AM:		PM:	
B:		B:	A:	
L:		B:	A:	
D:		B:	A:	
NOTES				

SAT ___ / ___ / ___	AM:		PM:	
B:		B:	A:	
L:		B:	A:	
D:		B:	A:	
NOTES				

SUN ___ / ___ / ___	AM:		PM:	
B:		B:	A:	
L:		B:	A:	
D:		B:	A:	
NOTES				

NOTES FOR THIS WEEK:

MON ___/___/___	AM:		PM:
B:		B:	A:
L:		B:	A:
D:		B:	A:
NOTES			

TUE ___/___/___	AM:		PM:
B:		B:	A:
L:		B:	A:
D:		B:	A:
NOTES			

WED ___/___/___	AM:		PM:
B:		B:	A:
L:		B:	A:
D:		B:	A:
NOTES			

THU ___/___/___	AM:		PM:
B:		B:	A:
L:		B:	A:
D:		B:	A:
NOTES			

FRI ___ / ___ / ___	AM:		PM:	
B:		B:		A:
L:		B:		A:
D:		B:		A:
NOTES				

SAT ___ / ___ / ___	AM:		PM:	
B:		B:		A:
L:		B:		A:
D:		B:		A:
NOTES				

SUN ___ / ___ / ___	AM:		PM:	
B:		B:		A:
L:		B:		A:
D:		B:		A:
NOTES				

NOTES FOR THIS WEEK:

MON ___ / ___ / ___	AM:		PM:	
B:		B:	A:	
L:		B:	A:	
D:		B:	A:	
NOTES				

TUE ___ / ___ / ___	AM:		PM:	
B:		B:	A:	
L:		B:	A:	
D:		B:	A:	
NOTES				

WED ___ / ___ / ___	AM:		PM:	
B:		B:	A:	
L:		B:	A:	
D:		B:	A:	
NOTES				

THU ___ / ___ / ___	AM:		PM:	
B:		B:	A:	
L:		B:	A:	
D:		B:	A:	
NOTES				

FRI ___ / ___ / ___	AM:	PM:	
B:		B:	A:
L:		B:	A:
D:		B:	A:
NOTES			

SAT ___ / ___ / ___	AM:	PM:	
B:		B:	A:
L:		B:	A:
D:		B:	A:
NOTES			

SUN ___ / ___ / ___	AM:	PM:	
B:		B:	A:
L:		B:	A:
D:		B:	A:
NOTES			

NOTES FOR THIS WEEK:

MON ___ / ___ / ___	AM:		PM:	
B:		B:	A:	
L:		B:	A:	
D:		B:	A:	
NOTES				

TUE ___ / ___ / ___	AM:		PM:	
B:		B:	A:	
L:		B:	A:	
D:		B:	A:	
NOTES				

WED ___ / ___ / ___	AM:		PM:	
B:		B:	A:	
L:		B:	A:	
D:		B:	A:	
NOTES				

THU ___ / ___ / ___	AM:		PM:	
B:		B:	A:	
L:		B:	A:	
D:		B:	A:	
NOTES				

FRI ___ / ___ / ___	AM:	PM:	
B:		B:	A:
L:		B:	A:
D:		B:	A:
NOTES			

SAT ___ / ___ / ___	AM:	PM:	
B:		B:	A:
L:		B:	A:
D:		B:	A:
NOTES			

SUN ___ / ___ / ___	AM:	PM:	
B:		B:	A:
L:		B:	A:
D:		B:	A:
NOTES			

NOTES FOR THIS WEEK:

MON ___ / ___ / ___	AM:		PM:	
B:		B:		A:
L:		B:		A:
D:		B:		A:
NOTES				

TUE ___ / ___ / ___	AM:		PM:	
B:		B:		A:
L:		B:		A:
D:		B:		A:
NOTES				

WED ___ / ___ / ___	AM:		PM:	
B:		B:		A:
L:		B:		A:
D:		B:		A:
NOTES				

THU ___ / ___ / ___	AM:		PM:	
B:		B:		A:
L:		B:		A:
D:		B:		A:
NOTES				

FRI ____ / ____ / ____

AM:		PM:	
B:		B:	A:
L:		B:	A:
D:		B:	A:
NOTES			

SAT ____ / ____ / ____

AM:		PM:	
B:		B:	A:
L:		B:	A:
D:		B:	A:
NOTES			

SUN ____ / ____ / ____

AM:		PM:	
B:		B:	A:
L:		B:	A:
D:		B:	A:
NOTES			

NOTES FOR THIS WEEK:

MON ___ / ___ / ___	AM:		PM:	
B:		B:		A:
L:		B:		A:
D:		B:		A:
NOTES				

TUE ___ / ___ / ___	AM:		PM:	
B:		B:		A:
L:		B:		A:
D:		B:		A:
NOTES				

WED ___ / ___ / ___	AM:		PM:	
B:		B:		A:
L:		B:		A:
D:		B:		A:
NOTES				

THU ___ / ___ / ___	AM:		PM:	
B:		B:		A:
L:		B:		A:
D:		B:		A:
NOTES				

FRI ___ / ___ / ___

AM:		PM:	

B:		B:	A:
L:		B:	A:
D:		B:	A:

NOTES

SAT ___ / ___ / ___

AM:		PM:	

B:		B:	A:
L:		B:	A:
D:		B:	A:

NOTES

SUN ___ / ___ / ___

AM:		PM:	

B:		B:	A:
L:		B:	A:
D:		B:	A:

NOTES

NOTES FOR THIS WEEK:

MON ___ / ___ / ___	AM:	PM:	
B:		B:	A:
L:		B:	A:
D:		B:	A:
NOTES			

TUE ___ / ___ / ___	AM:	PM:	
B:		B:	A:
L:		B:	A:
D:		B:	A:
NOTES			

WED ___ / ___ / ___	AM:	PM:	
B:		B:	A:
L:		B:	A:
D:		B:	A:
NOTES			

THU ___ / ___ / ___	AM:	PM:	
B:		B:	A:
L:		B:	A:
D:		B:	A:
NOTES			

FRI ___ / ___ / ___	AM:		PM:
B:		B:	A:
L:		B:	A:
D:		B:	A:
NOTES			

SAT ___ / ___ / ___	AM:		PM:
B:		B:	A:
L:		B:	A:
D:		B:	A:
NOTES			

SUN ___ / ___ / ___	AM:		PM:
B:		B:	A:
L:		B:	A:
D:		B:	A:
NOTES			

NOTES FOR THIS WEEK:

MON ___ / ___ / ___	AM:		PM:
B:		B:	A:
L:		B:	A:
D:		B:	A:
NOTES			

TUE ___ / ___ / ___	AM:		PM:
B:		B:	A:
L:		B:	A:
D:		B:	A:
NOTES			

WED ___ / ___ / ___	AM:		PM:
B:		B:	A:
L:		B:	A:
D:		B:	A:
NOTES			

THU ___ / ___ / ___	AM:		PM:
B:		B:	A:
L:		B:	A:
D:		B:	A:
NOTES			

FRI ___ / ___ / ___	AM:		PM:	
B:		B:	A:	
L:		B:	A:	
D:		B:	A:	
NOTES				

SAT ___ / ___ / ___	AM:		PM:	
B:		B:	A:	
L:		B:	A:	
D:		B:	A:	
NOTES				

SUN ___ / ___ / ___	AM:		PM:	
B:		B:	A:	
L:		B:	A:	
D:		B:	A:	
NOTES				

NOTES FOR THIS WEEK:

MON ___/___/___	AM:		PM:
B:		B:	A:
L:		B:	A:
D:		B:	A:
NOTES			

TUE ___/___/___	AM:		PM:
B:		B:	A:
L:		B:	A:
D:		B:	A:
NOTES			

WED ___/___/___	AM:		PM:
B:		B:	A:
L:		B:	A:
D:		B:	A:
NOTES			

THU ___/___/___	AM:		PM:
B:		B:	A:
L:		B:	A:
D:		B:	A:
NOTES			

FRI ___ / ___ / ___	AM:		PM:	
B:		B:	A:	
L:		B:	A:	
D:		B:	A:	
NOTES				

SAT ___ / ___ / ___	AM:		PM:	
B:		B:	A:	
L:		B:	A:	
D:		B:	A:	
NOTES				

SUN ___ / ___ / ___	AM:		PM:	
B:		B:	A:	
L:		B:	A:	
D:		B:	A:	
NOTES				

NOTES FOR THIS WEEK:

MON ___ / ___ / ___	AM:		PM:	
B:		B:	A:	
L:		B:	A:	
D:		B:	A:	
NOTES				

TUE ___ / ___ / ___	AM:		PM:	
B:		B:	A:	
L:		B:	A:	
D:		B:	A:	
NOTES				

WED ___ / ___ / ___	AM:		PM:	
B:		B:	A:	
L:		B:	A:	
D:		B:	A:	
NOTES				

THU ___ / ___ / ___	AM:		PM:	
B:		B:	A:	
L:		B:	A:	
D:		B:	A:	
NOTES				

FRI ___ / ___ / ___	AM:		PM:	
B:		B:	A:	
L:		B:	A:	
D:		B:	A:	
NOTES				

SAT ___ / ___ / ___	AM:		PM:	
B:		B:	A:	
L:		B:	A:	
D:		B:	A:	
NOTES				

SUN ___ / ___ / ___	AM:		PM:	
B:		B:	A:	
L:		B:	A:	
D:		B:	A:	
NOTES				

NOTES FOR THIS WEEK:

MON ___ / ___ / ___	AM:		PM:	
B:		B:	A:	
L:		B:	A:	
D:		B:	A:	
NOTES				

TUE ___ / ___ / ___	AM:		PM:	
B:		B:	A:	
L:		B:	A:	
D:		B:	A:	
NOTES				

WED ___ / ___ / ___	AM:		PM:	
B:		B:	A:	
L:		B:	A:	
D:		B:	A:	
NOTES				

THU ___ / ___ / ___	AM:		PM:	
B:		B:	A:	
L:		B:	A:	
D:		B:	A:	
NOTES				

FRI ___ / ___ / ___	AM:		PM:	
B:		B:		A:
L:		B:		A:
D:		B:		A:
NOTES				

SAT ___ / ___ / ___	AM:		PM:	
B:		B:		A:
L:		B:		A:
D:		B:		A:
NOTES				

SUN ___ / ___ / ___	AM:		PM:	
B:		B:		A:
L:		B:		A:
D:		B:		A:
NOTES				

NOTES FOR THIS WEEK:

MON ___ / ___ / ___	AM:	PM:	
B:		B:	A:
L:		B:	A:
D:		B:	A:
NOTES			

TUE ___ / ___ / ___	AM:	PM:	
B:		B:	A:
L:		B:	A:
D:		B:	A:
NOTES			

WED ___ / ___ / ___	AM:	PM:	
B:		B:	A:
L:		B:	A:
D:		B:	A:
NOTES			

THU ___ / ___ / ___	AM:	PM:	
B:		B:	A:
L:		B:	A:
D:		B:	A:
NOTES			

FRI ___ / ___ / ___	AM:		PM:	
B:		B:	A:	
L:		B:	A:	
D:		B:	A:	
NOTES				

SAT ___ / ___ / ___	AM:		PM:	
B:		B:	A:	
L:		B:	A:	
D:		B:	A:	
NOTES				

SUN ___ / ___ / ___	AM:		PM:	
B:		B:	A:	
L:		B:	A:	
D:		B:	A:	
NOTES				

NOTES FOR THIS WEEK:

MON ___/___/___	AM:		PM:
B:		B:	A:
L:		B:	A:
D:		B:	A:
NOTES			

TUE ___/___/___	AM:		PM:
B:		B:	A:
L:		B:	A:
D:		B:	A:
NOTES			

WED ___/___/___	AM:		PM:
B:		B:	A:
L:		B:	A:
D:		B:	A:
NOTES			

THU ___/___/___	AM:		PM:
B:		B:	A:
L:		B:	A:
D:		B:	A:
NOTES			

FRI ___ / ___ / ___	AM:		PM:	
B:		B:	A:	
L:		B:	A:	
D:		B:	A:	
NOTES				

SAT ___ / ___ / ___	AM:		PM:	
B:		B:	A:	
L:		B:	A:	
D:		B:	A:	
NOTES				

SUN ___ / ___ / ___	AM:		PM:	
B:		B:	A:	
L:		B:	A:	
D:		B:	A:	
NOTES				

NOTES FOR THIS WEEK:

MON ___ / ___ / ___		AM:		PM:	
B:			B:	A:	
L:			B:	A:	
D:			B:	A:	
NOTES					

TUE ___ / ___ / ___		AM:		PM:	
B:			B:	A:	
L:			B:	A:	
D:			B:	A:	
NOTES					

WED ___ / ___ / ___		AM:		PM:	
B:			B:	A:	
L:			B:	A:	
D:			B:	A:	
NOTES					

THU ___ / ___ / ___		AM:		PM:	
B:			B:	A:	
L:			B:	A:	
D:			B:	A:	
NOTES					

FRI ___ / ___ / ___	AM:		PM:	
B:		B:		A:
L:		B:		A:
D:		B:		A:
NOTES				

SAT ___ / ___ / ___	AM:		PM:	
B:		B:		A:
L:		B:		A:
D:		B:		A:
NOTES				

SUN ___ / ___ / ___	AM:		PM:	
B:		B:		A:
L:		B:		A:
D:		B:		A:
NOTES				

NOTES FOR THIS WEEK:

MON ___ / ___ / ___	AM:		PM:	
B:		B:		A:
L:		B:		A:
D:		B:		A:
NOTES				

TUE ___ / ___ / ___	AM:		PM:	
B:		B:		A:
L:		B:		A:
D:		B:		A:
NOTES				

WED ___ / ___ / ___	AM:		PM:	
B:		B:		A:
L:		B:		A:
D:		B:		A:
NOTES				

THU ___ / ___ / ___	AM:		PM:	
B:		B:		A:
L:		B:		A:
D:		B:		A:
NOTES				

FRI ___ / ___ / ___	AM:	PM:	
B:		B:	A:
L:		B:	A:
D:		B:	A:
NOTES			

SAT ___ / ___ / ___	AM:	PM:	
B:		B:	A:
L:		B:	A:
D:		B:	A:
NOTES			

SUN ___ / ___ / ___	AM:	PM:	
B:		B:	A:
L:		B:	A:
D:		B:	A:
NOTES			

NOTES FOR THIS WEEK:

MON ___ / ___ / ___	AM:		PM:	
B:		B:	A:	
L:		B:	A:	
D:		B:	A:	
NOTES				

TUE ___ / ___ / ___	AM:		PM:	
B:		B:	A:	
L:		B:	A:	
D:		B:	A:	
NOTES				

WED ___ / ___ / ___	AM:		PM:	
B:		B:	A:	
L:		B:	A:	
D:		B:	A:	
NOTES				

THU ___ / ___ / ___	AM:		PM:	
B:		B:	A:	
L:		B:	A:	
D:		B:	A:	
NOTES				

FRI ___ / ___ / ___	AM:		PM:	
B:		B:	A:	
L:		B:	A:	
D:		B:	A:	
NOTES				

SAT ___ / ___ / ___	AM:		PM:	
B:		B:	A:	
L:		B:	A:	
D:		B:	A:	
NOTES				

SUN ___ / ___ / ___	AM:		PM:	
B:		B:	A:	
L:		B:	A:	
D:		B:	A:	
NOTES				

NOTES FOR THIS WEEK:

MON ___ / ___ / ___	AM:		PM:	
B:		B:		A:
L:		B:		A:
D:		B:		A:
NOTES				

TUE ___ / ___ / ___	AM:		PM:	
B:		B:		A:
L:		B:		A:
D:		B:		A:
NOTES				

WED ___ / ___ / ___	AM:		PM:	
B:		B:		A:
L:		B:		A:
D:		B:		A:
NOTES				

THU ___ / ___ / ___	AM:		PM:	
B:		B:		A:
L:		B:		A:
D:		B:		A:
NOTES				

FRI ___ / ___ / ___	AM:	PM:	
B:		B:	A:
L:		B:	A:
D:		B:	A:
NOTES			

SAT ___ / ___ / ___	AM:	PM:	
B:		B:	A:
L:		B:	A:
D:		B:	A:
NOTES			

SUN ___ / ___ / ___	AM:	PM:	
B:		B:	A:
L:		B:	A:
D:		B:	A:
NOTES			

NOTES FOR THIS WEEK:

MON ___/___/___	AM:		PM:	
B:		B:	A:	
L:		B:	A:	
D:		B:	A:	
NOTES				

TUE ___/___/___	AM:		PM:	
B:		B:	A:	
L:		B:	A:	
D:		B:	A:	
NOTES				

WED ___/___/___	AM:		PM:	
B:		B:	A:	
L:		B:	A:	
D:		B:	A:	
NOTES				

THU ___/___/___	AM:		PM:	
B:		B:	A:	
L:		B:	A:	
D:		B:	A:	
NOTES				

FRI ___ / ___ / ___	AM:		PM:	
B:		B:		A:
L:		B:		A:
D:		B:		A:
NOTES				

SAT ___ / ___ / ___	AM:		PM:	
B:		B:		A:
L:		B:		A:
D:		B:		A:
NOTES				

SUN ___ / ___ / ___	AM:		PM:	
B:		B:		A:
L:		B:		A:
D:		B:		A:
NOTES				

NOTES FOR THIS WEEK:

MON ___ / ___ / ___	AM:	PM:	
B:		B:	A:
L:		B:	A:
D:		B:	A:
NOTES			

TUE ___ / ___ / ___	AM:	PM:	
B:		B:	A:
L:		B:	A:
D:		B:	A:
NOTES			

WED ___ / ___ / ___	AM:	PM:	
B:		B:	A:
L:		B:	A:
D:		B:	A:
NOTES			

THU ___ / ___ / ___	AM:	PM:	
B:		B:	A:
L:		B:	A:
D:		B:	A:
NOTES			

FRI ___ / ___ / ___	AM:		PM:
B:		B:	A:
L:		B:	A:
D:		B:	A:
NOTES			

SAT ___ / ___ / ___	AM:		PM:
B:		B:	A:
L:		B:	A:
D:		B:	A:
NOTES			

SUN ___ / ___ / ___	AM:		PM:
B:		B:	A:
L:		B:	A:
D:		B:	A:
NOTES			

NOTES FOR THIS WEEK:

Made in the USA
Columbia, SC
07 March 2019